# LES
# EAUX MINÉRALES
## D'AUVERGNE

LE MONT-DORE — LA BOURBOULE — ROYAT

CHATEL-GUYON — SAINT-NECTAIRE

CHATEAUNEUF — CHAUDES-AIGUES, ETC.

PAR

## LE Dr BOUCOMONT

Élève de l'École pratique de Chimie et Maître en Pharmacie
de l'École supérieure de Paris
Membre titulaire de la Société de Thérapeutique
Membre correspondant de l'Académie des Sciences et des Belles-Lettres de Clermont

SECRÉTAIRE DE LA SOCIÉTÉ D'HYDROLOGIE DE PARIS
ET DE LA SOCIÉTÉ MÉDICALE DE L'ÉLYSÉE

MÉDECIN CONSULTANT A ROYAT

### TROISIÈME ÉDITION
(Sous presse)

# ROYAT

PARIS

V. ADRIEN DELAHAYE ET Cie, LIBRAIRES-ÉDITEURS

PLACE DE L'ÉCOLE-DE-MÉDECINE

1880

LES

# EAUX MINÉRALES
## D'AUVERGNE

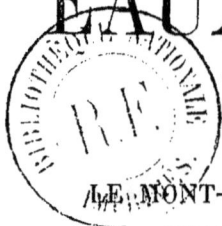

LE MONT-DORE — LA BOURBOULE — ROYAT
CHATEL-GUYON — SAINT-NECTAIRE
CHATEAUNEUF — CHAUDES–AIGUES, ETC.

PAR

## LE Dʀ BOUCOMONT

Élève de l'École pratique de Chimie et Maître en Pharmacie
de l'École supérieure de Paris
Membre titulaire de la Société de Thérapeutique
Membre correspondant de l'Académie des Sciences et des Belles-Lettres de Clermont

SECRÉTAIRE DE LA SOCIÉTÉ D'HYDROLOGIE DE PARIS
ET DE LA SOCIÉTÉ MÉDICALE DE L'ÉLYSÉE

MÉDECIN CONSULTANT A ROYAT

TROISIÈME ÉDITION
(*Sous presse*)

# ROYAT

PARIS

V. ADRIEN DELAHAYE ET Cⁱᵉ, LIBRAIRES-ÉDITEURS
PLACE DE L'ÉCOLE-DE-MÉDECINE

1880

# ROYAT

TRAJET DIRECT DE PARIS A CLERMONT EN 9 HEURES

Chemin de fer de Lyon, ligne du Bourbonnais

## TOPOGRAPHIE

A 2 kilomètres seulement de Clermont, à 450 mètres au-dessus du niveau de la mer, au fond d'une vallée que l'on a nommée la Tempé française, l'Établissement Thermal de Royat élève ses élégants arceaux.

Une magnifique avenue plantée d'arbres et, quoique à peine ouverte, déjà bordée de riantes villas, conduit en 20 minutes les promeneurs de Clermont à Royat. Son parc est, en effet, le rendez-vous de la haute société de la ville. C'est là qu'elle vient respirer l'air pur de la montagne et écouter l'excellente musique militaire que lui fournit le 13me corps.

L'entraînement des Clermontois pour leur promenade favorite rend toutes les voitures insuffisantes à certaines heures. Aussi une compagnie de tramways installe-t-elle ses rails pour faire le service entre Royat, la gare et les différents quartiers de Clermont-Ferrand. Les baigneurs pourront ainsi joindre chaque jour les ressources de la ville aux plaisirs de la campagne.

Les Thermes sont situés à l'entrée de la gorge de Royat, dans un lieu nommé le Vallon de Saint-Mart, limité au sud par la coulée de lave qui forme les rochers célèbres de ce nom, et au nord par la montagne de Chateix, que surmontait jadis le château de Waïfre, duc d'Aquitaine, qui eut l'honneur d'y être assiégé et brûlé par Pépin le Bref et Charlemagne.

« Un quart d'heure de marche, par un délicieux chemin, mène de la station thermale à Royat, dit Eugène Guinot dans une de ses plus spirituelles *revues*. Resserré entre deux montagnes couvertes d'une puissante végétation, le village est groupé à l'entrée d'une gorge profonde, creusée par un courant de lave. Ses blanches maisons, ses moulins, ses chaumières échelonnées sur une pente douce apparaissent au milieu des arbres comme un nid de verdure. Au sommet se dresse l'église, d'un aspect imposant, munie de tours et de créneaux, semblable à une forteresse. Au bas du village se trouve la célèbre grotte de Royat avec ses sources qui, jaillissant en cascades, vont se répandre dans la Tiretaine.

« Les admirateurs des beautés de l'Allemagne et de la Suisse ne trouveront dans leurs albums rien de plus pittoresque ni de plus suave que le tableau formé par ces rochers, ces bois, ces cascades, ce village qui grimpe, se cache et reparaît au milieu des arbres touffus, cette église formidable et cette grotte merveilleuse qui semble le frais et mystérieux asile d'une divinité mythologique, l'agreste boudoir d'une Naïade. »

Dominant la magnifique plaine de la Limagne et placés au pied des monts Dôme qui les abritent, les hôtels de Royat jouissent des avantages de la montagne sans en avoir les inconvénients. Ainsi, pas de variations brusques de température comme au Mont-Dore, mais, au contraire, une assez grande régularité atmosphérique. La chaleur n'est jamais excessive, car elle est atténuée par un courant continu d'air frais et vivifiant, qui porte dans la plaine les parfums de la montagne. Aussi la douceur du climat permet-elle aux baigneurs de suivre le traitement thermal jusqu'à la fin de septembre.

Séduits par la richesse et la beauté de ce pays, par l'air pur que l'on y respire, nous voyons, chaque année, des familles y prolonger leur séjour; c'est toujours avec regrets qu'elles s'arrachent au calme qui y entoure la vie, et nul ne quitte cette fraîche vallée sans faire des vœux pour y revenir.

## ÉTABLISSEMENT

L'établissement thermal de Royat, construit en 1854 sur les plans de M. Agis Ledru, profile sur le parc sa façade de 80 mètres de longueur. L'entrée de ce bâtiment formée par trois grandes ouvertures en plein cintre que supportent des colonnes ioniennes en lave de Volvic, lui donne un caractère monumental. Quatre statues placées sur leurs chapiteaux complètent cette décoration légère et gracieuse.

Un large vestibule, éclairé par des ouvertures qui élèvent au-dessus des portes leurs cintres élancés, donne accès aux diverses sections du service balnéaire.

A droite et à gauche s'étendent deux galeries claires, élevées, sur lesquelles s'ouvrent 48 cabinets de bains prenant jour sur la façade à l'aide d'ouvertures qui suivent les arêtes de leur voûte; à leur extrémité se trouve le service des douches pulvérisées et celui des bains et douches d'acide carbonique.

La grande salle d'entrée, où se trouvent les bureaux de l'administration, élevée d'une marche au-dessus du sol des galeries, en rend la surveillance facile. C'est là qu'aboutissent les différents services de l'établissement. Des deux côtés du bureau se trouvent les salles d'aspiration, et tandis qu'à gauche un escalier dirige les malades vers l'hydrothérapie, un pareil à droite les conduit aux services des grandes douches et des piscines.

Le service balnéaire de Royat est des plus complets ; si de grandes douches chaudes ne se trouvent pas dans chaque cabinet de bains comme au Mont-Dore, à Saint-Nectaire ou à La Bourboule, c'est que nous avons rarement à Royat l'occasion de faire appel aux hautes températures ; des douches locales alimentées par le griffon de la grande source fournissent un courant suffisant pour nos malades. L'acide carbonique qui se dégage de cette eau lui donne une activité qui remplace avantageusement l'excitation du calorique.

Un service spécial de grandes douches chaudes est, du reste, installé dans une galerie inférieure. Une pression plus forte, une température plus élevée répondent là aux indications que fournissent certaines affections et certains sujets.

Les salles d'aspiration de Royat s'efforcent, comme les bains, d'éviter la congestion produite par les températures élevées. L'observation nous a souvent démontré que les salles d'inhalation les moins chaudes étaient les plus efficaces ; aussi, grâce à des cheminées d'appel, qui portent à la voûte la vapeur sortant du générateur et à un courant d'air établi autour de ce tube et lui servant de manchon réfrigérant, nous arrivons à maintenir dans nos salles une température n'excédant pas 26 à 27°.

Après chaque séance d'inhalation le service est transporté dans une autre salle. La première est ouverte, ventilée, assainie, et c'est une heure après, quand à l'aide d'arrosage elle se trouve parfaitement rafraîchie, qu'elle reçoit de nouveaux malades. — Avec ces précautions, nous ne voyons jamais aucun accident congestif ou hémorrhagique survenir, même sur les sujets qui y sont le plus prédisposés.

La piscine de Royat mérite également d'être mentionnée. Elle présente une magnifique nappe d'eau qui, grâce à une inclinaison naturelle du sol, permet à la jeunesse de tout âge d'y venir s'ébattre, jouer, nager à loisir. La température de cette grande piscine, par suite d'une alimentation moins vive que celle des baignoires, ne dépasse pas 31 à 32°, mais l'exercice rend ce bain fort agréable, et ne fait jamais désirer au nageur une eau plus chaude.

Une nouvelle galerie de bains a été ouverte récemment, le long du bâtiment qui abrite la piscine. Établis avec plus de luxe que les anciens, ces nouveaux cabinets sont précédés d'un vestiaire et leurs baignoires en fonte émaillée reçoivent l'eau minérale par le fond. Ce mode d'alimentation et la puissance que donne aux douches locales une plus forte pression les font rechercher dans plusieurs cas.

L'*hydrothérapie* est l'adjuvant naturel des eaux de Royat dans le traitement des affections chloro-anémiques, aussi un grand nombre de nos malades ont-ils, chaque saison, recours aux douches froides.

L'établissement provisoire établi par le D<sup>r</sup> Allard était devenu tout à fait insuffisant, l'administration y a pourvu : au lieu de ce baraquement informe où les malades se pressaient à certaines heures, se dresse maintenant un élégant pavillon, dont les salles, toutes revêtues de mosaïques et de marbres, semblent inviter par leur fraîcheur les malades à entrer. L'installation de cette hydrothérapie, faite avec tout le confortable des plus riches établissements, ne laisse rien à désirer. On a choisi pour elle les appareils les plus ingénieux qui ont figuré à la dernière exposition. Alimentées par une source limpide de 12 degrés et mues par une pression de 9 mètres, les douches froides peuvent se combiner, en toute proportion, avec l'eau minérale et donner à volonté un jet froid, tempéré ou chaud.

## CLASSIFICATION

Les dernières analyses de M. J. Lefort ne mentionnant que des traces insignifiantes d'arsenic dans les Eaux de Royat, les avaient fait ranger par la plupart des hydrologues, dans la classe des eaux chloro-alcalines mixtes que la présence du chlorure de sodium et d'autres sels différencie des eaux alcalines franches comme celles de Vals et de Vichy.

La soude, la potasse, la chaux, la lithine étaient les représentants de la médication alcaline. Le chlorure de sodium, les carbonates de fer et de chaux, l'arsenic, intervenaient comme des modérateurs de l'action dépressive des premiers. Nous avions vécu, jusqu'à présent, des effets remarquables obtenus par ces principes alcalins et de la tonicité imprimée à toute l'économie par nos bains à eau vive. Nos liens de parenté avec les stations voisines, le Mont-Dore et La Bourboule, qui tirent de l'arsenic leurs plus beaux arguments, nous donnaient bien cependant quelques droits de rechercher comme elles nos titres de noblesse et de les faire valoir. Nous y étions naturellement portés par les succès croissants que nous obtenions dans les affections des voies respiratoires difficiles à expliquer, avec les faibles traces d'arsenic que nous concédaient les précédentes analyses.

Des recherches nouvelles ont donc été entreprises, et les doses d'arsenic qu'elles ont constatées dans quelques-unes de nos sources nous ont enfin donné l'interprétation théorique des faits que nous révélait, depuis vingt ans, la pratique journalière.

La première de ces analyses est due à M. Willm, chimiste distingué, attaché au laboratoire de la Faculté de médecine. C'est à Royat même, près des sources, qu'il a commencé la série d'expériences qu'il a complétée à Paris dans le laboratoire de M. Wurtz. Voici son travail communiqué à la Société chimique de Paris et inséré dans son bulletin officiel du 5 janvier 1879 :

## ANALYSES DE M. WILLM

### ÉLÉMENTS MINÉRALISATEURS DES EAUX DE ROYAT

(GROUPEMENT HYPOTHÉTIQUE)

| ANALYSE DE M. WILLM 1879 | EUGÉNIE ou source de la commune | SOURCE St-Mart | SOURCE St-Victor | SOURCE César |
|---|---|---|---|---|
| Température.......... | 35.2 | 29.5 | 21.3 | 28.5 |
| Acide carbonique libre..... | gr. 1.3955 | gr. 1.5524 | gr. 1.7508 | gr. 1.8188 |
| Silice............ | 0.1025 | 0.0958 | 0.1050 | 0.0815 |
| Alumine .......... | » | 0.0027 | » | » |
| Carbonate calcique........ | 0.7766 | 0.6172 | 0.7058 | 0.4540 |
| —      magnésique..... | 0.3497 | 0.4359 | 0.4519 | 0.2560 |
| —      ferreux....... | 0.0518 | 0.0141 | 0.0420 | 0.0340 |
| **Arséniate de fer.**.... | 0.0008 | 0.0010 | 0.0021 | 0.0008 |
| Carbonate sodique....... | 0.7374 | 0.6611 | 0.6777 | 0.3371 |
| —      potassique..... | 0.1423 | 0.1560 | 0.1564 | 0.0984 |
| —      lithique.'..... | 0.0322 | 0.0229 | 0.0246 | 0.0191 |
| Sulfate sodique....... | 0.1643 | 0.1482 | 0.1612 | 0.0893 |
| Chlorure de sodium...... | 1.6728 | 1.5930 | 1.6479 | 0.6528 |
| TOTAL..... | 4.0306 | 3.7479 | 3.9746 | 2.0240 |
| SOIT A L'ÉTAT DE BICARBONATE | | | | |
| Bicarbonate de chaux...... | 1.1183 | 0.8888 | 0.0164 | 0.6538 |
| —      de magnésie.... | 0.4996 | 0.6226 | 0.6456 | 0.3657 |
| —      de fer....... | 0.0740 | 0.0194 | 0.0580 | 0.0462 |
| —      de soude...... | 1.1687 | 1.0478 | 1.0732 | 0.5343 |
| —      de potasse..... | 0.2070 | 0.2260 | 0.2269 | 0.1484 |
| —      de lithine...... | 0.0592 | 0.0421 | 0.0453 | 0.0351 |

Avant de publier le résultat des analyses de M. Willm, nous avons voulu qu'une contre-épreuve vînt confirmer leur justesse, et nous avons prié le Directeur du laboratoire de l'École des Mines de vouloir bien procéder, sur trois sources de la Société, à la recherche et au dosage exact de l'arsenic.

ÉCOLE DES MINES

Laboratoire

Nᵒ 7487

# EXTRAIT DES REGISTRES

## DU

## BUREAU D'ESSAI POUR LES SUBSTANCES MINÉRALES

## ROYAT (Puy-de-Dôme)

| DÉSIGNATION DES SOURCES | | CÉSAR | SAINT-MART | SAINT-VICTOR |
|---|---|---|---|---|
| Résidu fixe par litre . . . . . . . . . . | | 1.9530 | 3.6770 | 3.9320 |
| Acide carbonique libre . . . . . . . | | 1.0979 | 1.4358 | 1.5560 |
| — des bicarbonates . . | | 1.0242 | 1.6882 | 1.8100 |
| — chlorhydrique . . . . . . . . | On a dosé pour un litre | 0.4064 | 0.9652 | 1.0350 |
| — sulfurique . . . . . . . . . . | | 0.0515 | 0.0875 | 0.0858 |
| Silice . . . . . . . . . . . . . | | 0.0724 | 0.0045 | 0.0985 |
| Protoxyde de fer . . . . . . . . | | 0.0087 | 0.0084 | 0.0114 |
| Chaux . . . . . . . . . . . | | 0.2483 | 0.3541 | 0.4068 |
| Magnésie . . . . . . . . . | | 0.1135 | 0.1977 | 0.2050 |
| Potasse . . . . . . . . . | | 0.0655 | 0.1041 | 0.0944 |
| Soude . . . . . . . . . . | | 0.5907 | 1.2811 | 1.3567 |
| Matières organiques . . . . . . . | | Traces | Traces | Traces |
| Lithine . . . . . . . . . . | | 0.0071 | 0.0106 | 0.0123 |
| Acide arsénique (1) . . . . . . . | | 0.0003 | 0.0006 | 0.0017 |
| — borique . . . . . . . . | | Traces notables | Traces notables | Traces très-noi. |
| TOTAUX . . . . . . . | | 3.6865 | 6.2248 | 6.6736 |
| (1) Ou **Arséniate de soude officinal** . | | 0.00083 | 0.00486 | 0.00457 |

Paris, 31 mai 1879.

*L'Ingénieur des Mines, Directeur du bureau d'essai,*

*Signé :* CARNOT.

**4 millig**. 1/2 **d'arséniate de soude**! Nous voici, malgré nous, bien au-dessus du Mont-Dore (un millig.) et venant de pair avec Saint-Nectaire comme stations thermales les plus arsénicales de France, après la Bourboule.

En 1839, lors de la première découverte de l'arsenic dans les eaux de Hammam-Meskhoutin, les Bains maudits de la province de Constantine, on ne pouvait croire à l'utilité de ce métalloïde, et on en redoutait la présence dans une eau minérale. Mais les temps sont bien changés : maintenant que l'arsenic est connu, et que son action physiologique comme son rôle thérapeutique ont été mieux étudiés, toutes les stations en réclament des traces, et les plus riches s'empressent d'en chiffrer leur blason.

Sans partager l'engouement de certains auteurs, nous connaissons trop les heureux effets de l'arsenic dans le traitement des voies respiratoires, de l'arséniate de fer dans les affections chlorotiques et dans l'anémie, pour ne pas accueillir avec empressement, l'auxiliaire inconnu, qui aujourd'hui se dévoile.

Nous croyons donc maintenant que les sources de Royat peuvent être divisées en deux groupes :

Le premier, composé d'Eugénie, de César et de Saint-Mart, appartenant à la classe des eaux alcalines mixtes, où les bicarbonates de soude, de potasse, de chaux et de lithine s'unissent au chlorure de sodium, au phosphate et à l'arséniate de soude pour former une combinaison des plus heureuses ;

Le second, représenté par la source Saint-Victor, appartenant à la classe de ces eaux chlorurées, ferro-arsenicales, si précieuses dans le traitement des affections anémiques et de toutes les manifestations pathologiques auxquelles donne lieu l'altération globulaire du sang.

# SOURCES DE ROYAT

Quatre sources assez variées de température et de composition apportent leur concours au traitement thermal de Royat, ce sont les sources Eugénie, Saint-Mart, César et Saint-Victor.

## SOURCE EUGÉNIE

La source Eugénie, dite Grande Source, est une des plus belles du monde ! Un jet énorme s'élance du sol en bouillonnant et y déverse 1000 litres par minute. Limpide, gazeuse, inodore, cette eau est, grâce à sa température, la mieux supportée par quelques estomacs malades. Son abondance, sa richesse minérale et surtout sa thermalité la rendent incomparable pour l'usage balnéaire. Non-seulement elle alimente, à elle seule, 85 baignoires, mais encore elle permet d'entretenir dans chacune d'elles un courant continu d'eau minérale qui y maintient une température toujours égale de 34 à 35 degrés centigrades.

C'est à cette source précieuse que les bains de Royat doivent leur renommée. En boisson et en gargarisme elle est prescrite aux malades atteints d'affections des voies respiratoires, en bains et en douches à ceux qui présentent des manifestations rhumatismales ou goutteuses.

## SOURCE SAINT-MART

La source Saint-Mart, dont les auteurs anciens ont tant parlé, se perdait, improductive, dans un ruisseau, depuis plus de quarante ans, quand enfin elle a été captée avec soin il y a quelques années. Son analyse, reprise d'abord par M. Truchot, puis par MM. Willm et Carnot, fait ressortir toute la valeur de cette nouvelle acquisition de la Compagnie.

Par sa minéralisation elle se rapproche assez de la précédente, et par sa température (30° centigrades), elle est intermédiaire entre la source Eugénie et celle de César ; elle alimente les bains tempérés. C'est par un jet intermittent que toutes les trois ou quatre minutes elle s'élance en bouillonnant de la vasque qui la renferme. Claire, limpide, les malades la boivent avec plaisir, car elle pétille dans le verre comme du champagne et dissimule mieux que la précédente sa richesse métallique et ses bases puissantes.

La source de Saint-Mart est surtout prescrite dans les gastralgies douloureuses des femmes et dans des dyspepsies de forme et de nature variées. Elle est préférée par beaucoup de malades atteints de manifestations arthritiques qui la trouvent moins chaude et plus agréable que celle de la Grande Source. Grâce à sa température et à sa richesse en acide carbonique, ses sels se maintiennent en parfaite solubilité. Cette eau s'exporte et se conserve facilement, elle permet ainsi aux malades de continuer chez eux le traitement commencé à la source.

## SOURCE DE CÉSAR

César a été longtemps la mieux connue à l'étranger, et la plus répandue des eaux de Royat. Constituée par les mêmes principes minéralisateurs que les précédentes, mais à doses beaucoup plus faibles, cette eau, très-gazeuse, est ordinairement réservée pour la table ; la plupart des baigneurs en font usage pendant toute la durée de leur séjour ; elle a des propriétés excitantes sur l'estomac, elle ouvre l'appétit et favorise la digestion. On la boit avec plaisir et beaucoup de malades en continuent l'usage après la saison. L'analyse, en montrant l'analogie des eaux de Royat avec le sérum sanguin, explique les vertus assimilatrices reconstituantes plutôt qu'altérantes de César, et justifie sa présence à table aux heures des repas, pendant lesquelles tout traitement est ordinairement suspendu; sa thermalité est celle des bains tempérés, et, à propos de son application balnéaire, nous signalons plus loin les services importants qu'elle nous rend dans le traitement des affections chloro-anémiques et nerveuses.

## SOURCE SAINT-VICTOR

Saint-Victor est la plus modeste de nos sources et la plus remarquable de nos eaux !

Aux principes alcalins qu'elle tient de ses sœurs, elle joint, en effet, 6 centigrammes de bi-carbonate de fer et 4 milligrammes 1/2 d'arséniate de soude ! C'est l'eau tonique par excellence ; c'est la fontaine des faibles et des anémiques.

C'est à cette eau éminemment arsénicale que revient l'honneur d'alimenter dorénavant nos salles d'aspiration et de pulvérisation.

Ah ! les Romains l'avaient bien reconnue, et les riches constructions qu'ont mis à découvert son captage nous ont donné, avant l'analyse, une idée de la haute considération dont elle jouissait chez ce peuple intelligent.

D'une conservation facile, grâce à sa basse température (24° centigrades), d'une composition essentiellement tonique, l'eau de Saint-Victor sera certainement un jour celle qui portera et le plus haut et le plus loin le nom de Royat.

## BAINS DE ROYAT A EAU VIVE

Les bains de Royat sont uniques en France : la température de la grande source (35° centigrades) et son abondance (1000 litres à la minute) permettent de les donner tous à eau vive. On ne saurait trop appuyer sur les avantages que présente ce mode balnéaire. D'une part, température constante du bain, quelle qu'en soit la durée ; de l'autre, renouvellement incessant, dans la baignoire, de tous les principes minéralisateurs de la source. Or, les eaux alcalines mixtes présentent toujours, à côté des sels de soude et de potasse, des carbonates de chaux, de magnésie et de fer, qui ne sont solubles que dans un excès d'acide carbonique ; après quelques instants d'exposition à l'air libre, le dégagement du gaz laisse précipiter tous ces sels, qui sont dès lors sans effets.

A Royat, au contraire, le malade ne perd pas un seul des principes actifs de la source ; chaleur, gaz et sels, tels que la nature les fournit, se trouvent, à chaque instant, renouvelés dans sa baignoire ; quand il en sort, aucun des éléments constatés par l'analyse ne manque à l'appel.

C'est une *supériorité balnéaire* incontestable, non-seulement sur toutes ses sœurs d'Auvergne, mais encore sur *Ems*, sa rivale d'Allemagne.

Il est très rare de trouver réunies ces deux conditions de température et d'abondance. La Grande Source de Royat, qui débite actuellement 1000 litres, pouvait, d'après les ingénieurs, en fournir plus de 2000. Des recherches récentes viennent de mettre les ingénieurs sur les traces de fuites importantes, et, grâce à un meilleur captage, on pourra répondre dorénavant à toutes les exigences des malades.

A côté de ce bain de Royat, si riche et si généreux, s'en place un plus modeste, mais non moins précieux, que l'on appelle bain de César.

A température beaucoup plus basse (28°) il dissimule si bien son infériorité thermale, grâce à sa richesse en acide carbonique, que c'est à peine si la sensation de froid dépasse quelques minutes. Comme celui du grand établissement, il est donné à eau courante ; pendant toute la durée de l'immersion, l'eau s'échappe du fond de la baignoire et entraîne avec elle une telle abondance de gaz, qu'en un instant, le corps se trouve couvert d'un véritable peignoir de perles. C'est autant de bulles d'acide carbonique qui, s'attachant aux villosités du corps, jouent le rôle de petites ventouses qui excitent la sensibilité cutanée, activent la circulation périphérique, congestionnent la peau et débarrassent les poumons, l'utérus ou le cœur, du sang qui en entrave les fonctions.

L'immersion ne dépasse guère 15 à 20 minutes, mais ce temps suffit pour produire les plus heureux effets. Les femmes, les enfants, tous sujets chlorotiques, anémiques ou nerveux, sortent de là modifiés. L'effet anesthésique de l'acide carbonique a effacé les douleurs, et son action stimulante sur la peau a débarrassé les viscères passivement congestionnés. Les malades sortent légers, pleins d'entrain et de gaieté ; les plus faibles même ne se font plus prier pour aller chercher dans les promenades et les excursions la distraction que leur refusaient leurs forces. Le bénéfice obtenu ne dépasse pas d'abord une demi-journée mais au bout de cinq ou six bains, les malaises, les oppressions ne reviennent plus ; vingt-cinq à trente bains, environ, portent des modifications assez notables dans la circulation et l'innervation pour affranchir, définitivement, ces jeunes malades de toutes leurs souffrances.

Ce bain stimulant est surtout d'une application heureuse dans les affections de l'utérus. Que cet organe soit douloureux, qu'il soit même encore altéré, grâce à l'acide carbonique, cet anesthésique et ce modificateur puissant des plaies, les symptômes inflammatoires ont bientôt diminué. Les ulcérations qui avaient résisté à des caustiques se cicatrisent, surtout quand la puissante révulsion qu'opère l'acide carbonique sur la peau a détruit la congestion passive de l'utérus et de ses annexes. C'est donc à titre de stimulant que nous recommandons le bain de César, dont la faible thermalité et l'action révulsive constituent une des ressources les plus précieuses de notre station.

## INDICATIONS THÉRAPEUTIQUES

En commençant ce chapitre, avouons tout d'abord que la composition des sources de Royat, qui sont, les unes alcalines mixtes, les autres ferrugineuses et arsénicales, que l'effet de ses bains, qui sont, à volonté, ou sédatifs ou stimulants, donnent lieu à des indications thérapeutiques trop nombreuses pour que tous nos efforts ne tendent pas à les restreindre plutôt qu'à les étendre.

On peut grouper en trois grandes classes nosologiques les nombreuses affections tributaires de Royat :

D'une part, les manifestations rhumatismales ou goutteuses dites arthritiques, qui réclament la médication alcaline ;

D'une autre, les affections dépendant d'une altération globulaire du sang qui, à côté du fer et de l'arsenic, trouvent dans le gaz de nos bains un stimulant énergique de la circulation cutanée ;

Enfin, par analogie de composition et d'effet avec EMS, notre rivale d'Allemagne, les altérations variées du poumon, de la gorge et de l'utérus.

### Affections rhumatismales et goutteuses — Manifestations arthritiques diverses

Le rhumatisme viscéral et le rhumatisme nerveux ont été les premiers à signaler l'efficacité de nos eaux alcalines et de nos bains gazeux.

Si l'emploi des bains et des douches à haute température est en effet précieux dans les affections rhumatismales des muscles et des articulations, il n'est pas sans présenter des dangers, quand il s'agit d'atteindre des viscères profondément situés. C'est l'opinion du savant inspecteur d'Aix, le D<sup>r</sup> Vidal, qui, dans une visite qu'il fit à Royat, nous disait : « Bien précieuse est la source dont les éléments chimiques sont assez « puissants pour combattre le rhumatisme sans l'intervention du calo- « rique, cet agent quelquefois infidèle et toujours si difficile à « manier. »

Sans calorique, sans douches, sans étuves, nos eaux, par leur simple minéralisation, nos bains à la température normale du corps, mais alimentés à eau courante, ont modifié souvent les altérations viscérales les plus difficiles à atteindre. La facilité avec laquelle nous avions raison de certaines manifestations arthritiques qui n'avaient été qu'aggravées par des eaux plus puissantes, la rapidité avec laquelle disparaissaient dans nos eaux certaines affections cutanées, réfractaires à tout autre traitement, nous faisaient depuis longtemps chercher la cause de cette spécificité d'action, quand la découverte de la *Lithine* par M. Truchot est venue aider la théorie à justifier les succès constants de la pratique.

Les expériences remarquables faites en Angleterre par Andrée Ure et Garrod, renouvelées en France par Charcot, Moutard-Martin et quantité d'autres praticiens, n'ont fait que confirmer les propriétés qu'a la Lithine de combattre, mieux que tout autre alcalin, les désordres que jette dans l'économie du goutteux l'excès d'acide urique, et de dissoudre les produits tophacés qu'il dépose autour de ses articulations.

Nous sommes cependant loin de croire que c'est à elle seule que revient le succès de nos eaux ; nous pensons bien plutôt que nos bains chargés d'acide carbonique, en stimulant les fonctions de la peau, que nos eaux alcalines mixtes en participant aux propriétés des eaux bicar-

bonatées sodiques, sans en avoir l'effet dépressif, modifient l'état général du goutteux et portent dans toutes ses fonctions organiques une
heureuse réforme. La Lithine peut imprimer aux éléments alcalins de
nos eaux une action plus directe contre la goutte, mais, pour être plus
en évidence, son rôle thérapeutique a néanmoins toujours besoin d'être
soutenu par les effets physiologiques du traitement balnéaire.

Quoi qu'il en soit, la découverte de M. Truchot a été précieuse pour
Royat; depuis quelques années elle a dirigé vers cette station quantité
de goutteux que nous avons vus, comme nos arthritiques, revenir nous
payer leur tribut de reconnaissance. — Les observations de plusieurs
de nos honorés confrères sont venues appuyer les prévisions que nous
émettions il y a quelques années, en adressant à l'Académie notre
mémoire sur la *Découverte de la Lithine dans les eaux d'Auvergne* (1).
Médecins et malades peuvent maintenant offrir aux plus incrédules des
preuves évidentes de l'efficacité des eaux de Royat, non-seulement dans
toutes les affections arthritiques, mais encore dans plusieurs manifestations goutteuses.

Les sujets qui se trouveront mieux du traitement de Royat ne
seront pas ceux chez lesquels la goutte sera dans une période d'accrois-
sement et de force qui constitue l'arthritisme *sténique* de Brown, mais
ceux chez lesquels elle entrera dans cette période de décroissance, de
dégénération qu'il appelle goutte *asténique*. Dans le premier cas les
eaux alcalines fortes, comme Vichy ou Vals, administrées avec beaucoup de prudence, peuvent porter dans l'organisme des modifications
heureuses; dans le second, les eaux alcalines mixtes lithinées comme
celles de Royat sont de beaucoup supérieures aux premières.

Aussi les malades qui profitent le mieux du traitement sont ceux
chez lesquels la diathèse goutteuse, en altérant les fonctions digestives, a déjà imprimé à l'économie cette atonie cachectique qui se
montre si souvent rebelle aux efforts de la thérapeutique la plus
rationnelle.

Mais de toutes les manifestations arthritiques, les plus fréquentes,
les mieux appropriées à la minéralisation de Royat sont, sans contredit,

_____

(1) De la découverte de la lithine dans les eaux minérales d'Auvergne, 1875.

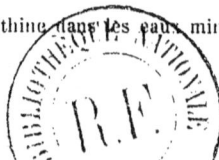

les affections génériques de la peau appelées par Bazin, d'après leur origine, Arthritides.

Longtemps avant que ce maître eût professé ses doctrines, les alcalins étaient déjà entrés dans la thérapeutique des affections cutanées. MM. Cazenave, Gibert, Devergie les avaient employés avec succès dans leurs services de Saint-Louis. Mais c'est au rénovateur de l'arthritis que revient l'honneur d'en avoir précisé les indications. Sa classification diathésique a fait cesser les hésitations dont était entourée cette thérapeutique.

Les Arthritides de Bazin sont divisées en trois classes : ce sont des manifestations cutanées diverses qui répondent, pour ainsi dire, à la jeunesse, à l'âge mûr et à la vieillesse de la diathèse arthritique. De toutes les affections cutanées de nature arthritique, la plus commune à Royat est l'Eczéma :

Eczéma sec circonscrit de la deuxième classe ; eczéma nummulaire et suintant de la troisième, siégeant aux mains, aux pieds, aux parties génitales et aux régions pileuses. Éruptions ordinairement assymétriques, à formes arrondies, dont la coloration rouge vineux offre des contours bien limités, à siége fixe, à progression lente, donnant lieu à de la cuisson plutôt qu'à du prurit.

A côté des affections vésiculeuses comme l'Eczéma et l'Herpès successif, viennent les affections pustuleuses comme l'Acné et le Sycosis, des affections squammeuses comme le Pityriasis et le Psoriasis, et enfin des affections simplement érythémateuses comme la Couperose et l'Acné rosacée. « Toutes ces altérations cutanées, dit M. Bazin, « variétés éruptives de la diathèse arthritique, souvent très tenaces, « récidivent avec une grande facilité, résistent à l'arsenic et ne cèdent « qu'au traitement alcalin. » Plusieurs se trouvent considérablement amendées dès la première cure de Royat, et quelques-unes se guérissent même radicalement quand les sujets ont eu la constance de revenir, plusieurs années, se soumettre à cette minéralisation.

Il y a plus de vingt ans que M. Bazin a appliqué aux arthritides le traitement alcalin de Royat. Le docteur Allard, inspecteur alors de cette station, en recevant ses premiers malades, a eu à enregistrer ses premiers succès. C'est aux écrits et aux efforts de ce maître regretté, si vite enlevé à la science et à ses amis, que Royat doit son avenir. Les observations qu'il m'a laissées, comme celles qu'ont pu recueillir, dans leur grande clientèle, mes confrères et amis les D<sup>rs</sup> Basset et Laugaudin, sont venues justifier la confiance que l'illustre médecin de Saint-Louis avait eue, dès le principe, dans cette précieuse minéralisation.

### Anémies — Chlorose — Dyspepsies diverses

Par sa richesse martiale, mais surtout par ses bains à courant continu, Royat s'adresse à toutes les manifestations morbides qui tiennent à un appauvrissement globulaire du sang. La chlorose et l'anémie trouvent ici tous les éléments les plus propres à les combattre :

Dans les eaux elles rencontrent : 1° des principes alcalins et chlorurés qui ont pour premier effet d'ouvrir l'appétit, d'aider la digestion, de favoriser la nutrition ; 2° des sels ferrugineux et arsénicaux essentiellement assimilables qui communiquent au sang les qualités plastiques qui lui manquent et augmentent sa richesse, en fournissant, comme dit Gubler, aux hématies l'élément indispensable à leur formation.

Plongés dans les bains à eau vive de Royat, les sujets chlorotiques ou anémiques trouvent dans ce gaz acide carbonique qui les entoure un congestif puissant du réseau capillaire de la peau qui amène une répartition plus égale du liquide sanguin enrichi ; un sédatif prompt de tous les troubles nerveux ; un excitant énergique de l'activité musculaire et des fonctions organiques.

Chez ces malades les fonctions digestives si souvent altérées sont les premières à subir l'heureuse influence du traitement. Les eaux de Royat appartiennent en effet par leur composition à cette catégorie d'eaux martiales complexes éminemment reconstituantes, chargées à la fois de fer, d'arsenic, de carbonate de chaux, de bicarbonate de soude et de chlorure de sodium qui se rapprochent de la composition du sérum sanguin. C'est à cette heureuse minéralisation qu'elles doivent leur puissance d'action contre l'anémie et la chlorose et leur efficacité dans l'état atonique des voies digestives.

La plupart des troubles fonctionnels et nerveux de l'estomac se

trouvent donc naturellement tributaires de ces eaux éminemment
digestives et toniques ; aussi les gastralgies, les dyspepsies douloureuses, les dyspepsies acides, se rencontrent-elles à Royat, où elles sont
promptement modifiées.

Mais c'est surtout dans les dyspepsies atoniques, où, par suite de
la paresse de l'estomac, le bol alimentaire forme un poids qui, après
chaque repas, anéantit les forces du malade et donne lieu à ces amas
de gaz qui constituent la dyspepsie flatulente, que le traitement de
Royat est supérieur à celui des eaux alcalines franches. La tonicité
imprimée à l'économie par ces bains stimulants, par cette minéralisation chlorurée alcaline se reflète bientôt sur toutes les fonctions physiologiques. Le sujet atteint de dyspepsie atonique voit diminuer
chaque jour la lenteur de ses digestions, et se dissiper le malaise qui
les accompagne.

La dyspepsie boulimique, la dyspepsie pituiteuse avec régurgitation
involontaire, le *vertigo à stomaco læso* avec ses symptômes alarmants
sont autant de névroses des fonctions digestives. Ces troubles fonctionnels si fréquents chez les sujets anémiés et nerveux trouvent toujours dans la tonicité qu'imprime aux tissus organiques le traitement
thermal un sédatif plus prompt et plus sûr que tous les antispasmo-
diques appelés à les combattre.

Les dyspeptiques ressentent vite en général l'influence des eaux de
Royat, en quelques jours les douleurs s'apaisent, l'appétit se réveille.
L'acide carbonique agit à la fois comme anesthésique sur la sensibilité
exagérée de la muqueuse et comme stimulant sur les fonctions digestives. Il est aidé dans ces effets par des principes alcalins (*potasse,
soude, lithine*), qui, pris à doses modérées, comme l'a démontré Claude
Bernard, augmentent la sécrétion du suc gastrique et en doublent la
puissance dissolvante.

Sous l'influence de cette excitation, le fer, l'arsenic, la chaux et les
autres principes toniques de notre minéralisation sont entraînés dans
la circulation sans réveiller du côté de l'estomac l'intolérance qui en
avait précédemment fait suspendre l'emploi ; enfin le chlorure de sodium, cette base de tous les liquides de l'économie, vient par sa présence compléter cette *lymphe minérale* si précieuse pour régénérer les
organes débilités par une nutrition insuffisante.

Le premier effet des eaux de Royat est donc d'exciter l'appétit et de faciliter la digestion ; mais cette amélioration assez vite obtenue, à l'aide du traitement nouveau, ne se maintiendrait pas, si d'autres agents ne venaient lui prêter leur puissant concours ; nous voulons parler des bains à eau vive qui régularisent les fonctions de la peau ; des promenades sur les montagnes, de la vie et de l'exercice au grand air, qui activent l'hématose, favorisent les combustions et réveillent l'appétit et les forces des sujets qui en sont depuis longtemps privés.

### Affections des voies respiratoires : Laryngites — Bronchites — Phthisie

L'analogie de composition a depuis longtemps fait comparer les eaux de ROYAT à celles d'EMS. MM. Rotureau, Durand-Fardel, Le Bret, Barault, Gubler et autres ont signalé dans leurs écrits les rapports nombreux qui les unissent. Mais jamais ce parallèle n'a été le sujet d'une plus intéressante communication que celle qu'a faite, l'an passé, à la Société d'hydrologie, le D$^r$ Labat. Dans un travail consciencieux ce savant hydrologue, qui a consacré plusieurs années à étudier les eaux de l'Allemagne, a retracé de main de maître les analogies nombreuses que présentent ces deux stations, tant au point de vue de leur minéralisation que de leurs applications thérapeutiques.

Nous regrettons que le cadre de cette brochure ne nous permette pas de citer quelques-uns des passages de cette intéressante étude ; mais il ressort de sa lecture que Royat justifie de plus en plus chaque jour le titre D'EMS FRANÇAIS, que, douze ans avant la guerre, lui avait donné, dans son grand *Traité des eaux minérales d'Europe*, notre savant maître le D$^r$ Rotureau.

Les différents auteurs qui ont écrit sur les eaux minérales d'Ems signalent tous, comme applications thérapeutiques spéciales de cette station, les suivantes :

Affections des voies respiratoires : laryngites chroniques, bronchites catarrhales, phthisie pulmonaire ;

Affections utérines, métrite chronique, catarrhe utérin, troubles de la menstruation ;

Affections nerveuses : palpitations, spasmes, hystérie, etc.

Ces diverses affections sont certainement celles qui attirent chaque
année à Royat un plus grand nombre de baigneurs. Les effets remarquables du traitement thermal d'Auvergne justifient pour nous, mieux
encore que ne peut le faire l'analyse, l'analogie qui unit la source
française à sa sœur d'Allemagne.

Les affections des voies respiratoires ont été en effet les premières à
révéler la valeur thérapeutique des eaux de Royat. Alors qu'une
simple buvette indiquait le voisinage de cette puissante source Eugénie,
qui, à elle seule, maintenant, alimente à eau vive 85 baignoires, les
habitants de Clermont et les villageois des environs venaient déjà,
chaque matin, traiter avec quelques verres d'eau leurs rhumes et leurs
catarrhes.

C'est surtout comme modificateurs des affections pulmonaires chez
les sujets lymphatiques et chloro-anémiques que le professeur Gubler
place au premier rang les thermes de Royat. « L'Eau de Royat, dit-il,
« analogue à celle d'Ems, sera employée avec succès dans les affections
« des voies respiratoires, dans les altérations pulmonaires et surtout
« dans ces états diathésiques qui président à la formation des tuber-
« cules.

« Dans les affections des organes de la respiration, dit Rotureau,
« comme le catarrhe pulmonaire chronique, l'asthme ne reconnaissant
« pas pour cause une lésion organique, la pneumonie, la bronchite, la
« laryngite et la pharyngite chroniques et même subaiguës, l'action cu-
« rative des eaux de Royat, administrées à l'intérieur, se rapproche de
« celle des eaux d'Ems. A cet égard, je mettrais en première ligne la
« station française, dont l'eau en boisson a tout autant d'efficacité que
« ces dernières dans les états pathologiques sus-indiqués, et qui possède,
« en plus, des salles d'aspiration, qui font surtout alors la partie la
« plus active et la base d'un traitement inconnu à l'établissement de
« l'ancien duché de Nassau. »

**L'aspiration** constitue, dans ces cas, la partie importante du
traitement. Les séances d'inhalation procurent aux malades un si prompt
soulagement, un si grand bien-être, qu'ils sont toujours portés à en
augmenter la durée.

La salle d'aspiration n'est pas, en effet, un *sudatorium*, comme le pensent quelques médecins ; la température de celle de Royat n'atteint jamais celle du corps et oscille entre 22 et 27 degrés. Les malades qui ne trouvent pas cette chaleur suffisante peuvent, en montant sur des gradins disposés au fond de la salle, chercher la température qui leur convient le mieux.

D'après les expériences faites par Jules Lefort, au Mont-Dore, si nous considérons chaque atome de cette vapeur comme une eau minérale complète, on se rendra compte de la rapidité de son action, surtout si on mesure le vaste champ d'absorption que lui offre la muqueuse pulmonaire. Cette minéralisation alcaline et arsenicale se trouve puissamment aidée dans ses effets par d'autres agents dont personne n'osera contester l'heureuse influence.

Nous voulons parler de l'acide carbonique, toxique à haute dose, qui est un sédatif précieux de l'excitation pulmonaire quand il se trouve mélangé à l'air dans une faible proportion. C'est le cas de nos salles d'aspiration d'Auvergne. L'atmosphère qui entoure chaque malade, composée de vapeurs mélangées d'acide carbonique, a perdu une grande partie de son oxygène, et c'est précisément à la diminution de cet excitant trop énergique des bronches malades que les baigneurs doivent le calme qu'ils y trouvent.

La vapeur d'eau elle-même est loin d'être là inutile ou indifférente. Ses propriétés émollientes corrigent ce que les gaz et les sels auraient de trop actif pour les bronches, et sa douce chaleur, en les pénétrant, établit entre eux une parfaite harmonie.

Ainsi donc :

Diminution du principe excitant, l'oxygène ; intervention d'un milieu émollient, la vapeur d'eau ; d'un agent sédatif et même anesthésique, l'acide carbonique ; tout concourt dans ces salles à aider l'effet topique des vapeurs minérales ; tout se réunit pour porter dans les voies respiratoires un état de calme et de détente. Véritable repos relatif si doux, si utile pour des organes qui, malades ou non, ne peuvent jamais en prendre.

Les salles d'aspiration constituent donc pour nous un mode de traitement d'une efficacité incontestable. Tous les malades qui les fréquentent ne s'en vont pas guéris, c'est vrai, mais il n'en est pas un qui n'en retire un prompt soulagement et qui n'y revienne l'année suivante avec une confiance nouvelle.

Les affections du larynx chez les sujets sanguins, nerveux, excitables, trouvent difficilement ailleurs qu'en Auvergne un traitement thermal efficace. Les eaux alcalines mixtes les décongestionnent, les soulagent, les guérissent même, sans jamais les irriter.

Celles que nous rencontrons le plus fréquemment sont l'angine catarrhale diffuse chronique si bien décrite par notre très-honoré maître, le professeur Lasègue ; ce sont les laryngites chroniques simples ou catarrhales avec hypérémie ou hypertrophie de la muqueuse, avec altération ordinaire de la voix, avec gêne de la gorge, donnant lieu habituellement à une petite toux expulsive, à l'*hem* des Anglais. Les douches et les pulvérisations locales aidées du traitement général guérissent les premières et amendent profondément les secondes. Quant à l'angine granuleuse de Chomel, ou glanduleuse de Guéneau de Mussy, malgré sa chronicité, quand elle est encore récente, elle se trouve également améliorée par un traitement ne s'applique pas seulement à modifier la muqueuse malade, mais tend à combattre la diathèse qui rappelle fatalement cette affection chez les sujets qui s'en croient débarrassés.

### Affections utérines et nerveuses — Insomnie

Les affections nerveuses ont avec les affections chloro-anémiques trop de liens de parenté pour que leur traitement par les eaux toniques de Royat ne semble pas aussi rationnel que par quelques bains émollients qui ne doivent qu'à leur longue durée leurs propriétés sédatives.

Nous voyons chaque année augmenter à Royat le nombre de ces malades : hypocondriaques dont les préoccupations incessantes troublent l'existence ou entravent les fonctions digestives ; anémiques chez lesquels quelques palpitations nerveuses du cœur accompagnées d'un peu de souffle à la base, donnent lieu aux craintes les plus vives et font trop souvent recourir à la digitale ; hystériques avec leur cortège de symptômes bizarres ; enfin tous les malheureux qui présentent quelques-uns de ces troubles divers qu'entraîne le défaut d'équilibre entre le système nerveux et le système sanguin. Tous ces sujets plus ou moins affaiblis trouvent dans les bains toniques de Royat un effet sédatif remarquable qui en quelques jours leur rend le calme et le sommeil.

L'insomnie peut être en effet rangée parmi les troubles nerveux qui trouvent à Royat la sédation la plus prompte. Que la privation de sommeil soit la conséquence de chagrins profonds, ou d'un travail de cabinet trop soutenu, qu'elle ait été amenée par un état congestif du cerveau, par une préoccupation constante, ou par d'autres causes, elle ne tarde pas à céder au traitement balnéaire et aux conditions nouvelles dans lesquelles se trouve le sujet.

Nous voyons chaque saison quelques-uns de ces malheureux privés de sommeil depuis plusieurs mois, ayant essayé, sans succès, les hypnotiques les plus puissants : opium, bromure de potassium, retrouver ici le calme du jour et le repos de la nuit. Nos bains sédatifs et toniques sont aidés dans leurs effets par cet air vif et pur de nos montagnes qui décongestionne le cerveau et calme le système nerveux en activant le jeu des muscles et des poumons.

Les affections nerveuses trouvent dans ce bain tiède, à température constante, un agent sédatif précieux. Les bains longs de Royat sont calmants sans être jamais débilitants, car le courant qui maintient leur température renouvelle sans cesse leur minéralisation. L'acide carbonique qui les anime agit à la fois comme un sédatif de l'irritation nerveuse pouvant aller jusqu'à l'anesthésie, et comme un stimulant de la circulation cutanée tendant à décongestionner les centres nerveux. Le bain chargé d'acide carbonique peut remplacer ainsi avantageusement l'hydrotérapie ; si nous ajoutons à ses effets sur la peau l'action tonique de ces eaux chlorurées ferrugineuses, les promenades sur ces montagnes élevées ou dans ces vallées ombreuses où l'air est frais et oxygéné, nous n'étonnerons personne en mentionnant les succès que nous obtenons chaque jour dans le traitement les affections nerveuses qui ont résisté à tout autre traitement.

Le traitement de l'aménorrhée, de la dysménorrhée, de la métrite chronique et du catarrhe utérin donne à Royat comme à Ems les meilleurs résultats; le public médical n'a pas, croyons-nous, apprécié suffisamment encore, l'avantage que présentent sur toutes les autres eaux chlorurées alcalines très gazeuses.

Les eaux sulfureuses ont été, en effet, jusqu'alors préférées en France pour le traitement des affections utérines. Cependant l'étude diathésique du sujet doit seule, dans ces cas, éclairer le médecin et déterminer son choix. « Dans le traitement de la métrite chronique, dit le professeur Gubler, l'état général prime souvent la lésion locale et l'on doit se préoccuper de modifier ou de reconstituer l'économie plus encore que de réduire la congestion utérine. » C'est basé sur ces principes, qu'ont défendus avec tant d'autorité par leurs leçons et leurs écrits les D$^{rs}$ Pidoux, Guéneau de Mussy, Bazin et autres, qu'un médecin distingué des hôpitaux, hôte habituel de Royat, le D$^r$ Martineau, vient de publier un nouveau traité des affections utérines. La recherche des principes diathésiques, qui ont concouru à la lésion, y éclaire le diagnostic et dicte seul le traitement.

Des observations nombreuses nous permettent sur ce point d'être très affirmatif; favorisé, depuis quelques années, d'un grand nombre de ces malades, nous n'avons eu, à quelques exceptions près, qu'à enregistrer des succès, et nous savons que nos confrères les plus autorisés, entre autres l'Inspecteur et notre ami Laugaudin, ont eu, comme nous, de nombreuses occasions de justifier ce point de rapprochement entre la station française et la station allemande.

Donc, si les bains d'Ems attirent chaque année un si grand nombre de ces malades, pourquoi Royat n'aurait-il pas le même succès? Ses bains ont sur ceux de sa rivale une supériorité incontestable : donnés à eau vive, ils offrent, à côté de cette constance de température, un dégagement incessant d'acide carbonique qui, par l'excitation de la peau, décongestionne l'utérus et diminue, chaque jour, l'engorgement périphérique consécutif à une altération plus ou moins longue de cet organe.

Action dérivative à marche continue, action anesthésique et sédative, action détersive et cicatrisante : tels sont les effets des bains gazeux à eau vive. Si nous rapprochons ces effets de l'action fondante des eaux alcalines, de l'action antistrumeuse et cicatrisante des chlorures, des arsenicaux et des ferrugineux, nous aurons à regretter que les bains de Royat n'aient pas encore été assez employés dans les affections des femmes arthritiques, nerveuses, excitables, car ils seraient, à notre avis, souvent bien préférables aux bains sulfureux, qui ne conviennent qu'aux natures molles et strumeuses.

Comme nous venons de le voir, les indications thérapeutiques de Royat sont nombreuses ; nous avons cependant cherché à les restreindre, c'est ainsi que nous n'avons parlé ni des affections des voies urinaires, ni de la Glycosurie, qui sont tributaires de la composition alcaline de nos eaux ; que nous n'avons rien dit du Diabète, qui nous donne chaque année des espérances de guérison. Cependant ces eaux bicarbonatées, ces bains animés, ces promenades dans les montagnes, en fournissant les éléments du traitement le plus rationnel de cette affection, rendent compte de l'amélioration prompte qui se produit chez ces malades.

Mais l'effet des eaux alcalines lithinées de Royat dans les manifestations arthritiques d'une part, celui de ses bains à eau vive dans les affections chloro-anémiques et nerveuses de l'autre, donnent déjà lieu à des indications thérapeutiques trop nombreuses pour ne pas nous en contenter, surtout si le lecteur, grâce à son titre d'*Ems Français*, se rappelle que Royat revendique, comme la station allemande, la cure des affections utérines et des altérations des voies respiratoires chez les sujets nerveux, prompts à se congestionner, impressionnables au froid comme aux températures élevées.

## USAGE DES EAUX DE ROYAT A DOMICILE

La composition alcaline des Eaux de Royat, dont Saint-Mart est le type, les rend indispensables pour combattre, loin de la station, ces manifestations arthritiques rebelles, contre lesquelles notre illustre maître Bazin ne cessait de les recommander.

La richesse ferro-arsenicale de la source Saint-Victor la place au premier rang des Eaux martiales propres à combattre l'anémie. Le Fer, la Chaux, l'Arsenic qui forment sa composition s'introduisent sans efforts dans l'économie, grâce aux principes chlorurés et alcalins qui les accompagnent.

Loin de fatiguer l'estomac, elle est acceptée par beaucoup de malades qui ne supportent pas le fer sous une autre forme. Son effet immédiat est de réveiller l'appétit et de faciliter l'assimilation.

Les Eaux embouteillées de Saint-Mart et Saint-Victor sont, comme l'Eau de table de César, d'une conservation parfaite.

Grâce à la basse température des sources et surtout à l'embouteillage qui se fait à l'abri du contact de l'air, les eaux exportées de Royat gardent indéfiniment leurs principes de gaz et de minéralisation.

Les malades soumis au traitement de ces eaux minérales peuvent donc en faire usage toute l'année.

3874. — Paris. — Imp. Vᵉ Éthiou-Pérou. rue Damiette, 2 et 4.

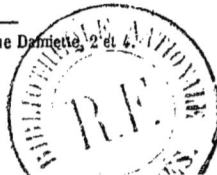

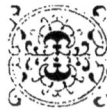

www.ingramcontent.com/pod-product-compliance
Lightning Source LLC
Chambersburg PA
CBHW031417220326
41520CB00057B/4538